U0323811

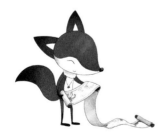

中华优秀传统文化中医药知识启蒙系列儿童绘本

红狐狸和会吃梦的树

书小言 / 文　涂末末 / 绘

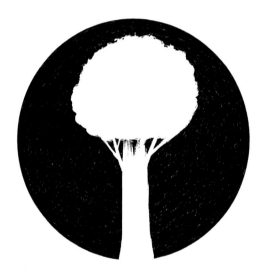

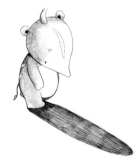

全国百佳图书出版单位
中国中医药出版社
·北京·

古时候，很多人因为经常做噩梦而生病。于是天神派出神兽伯奇吞食噩梦，守护人类的健康。

　　看着爷爷留下的书，小伯奇皱起了眉头。
　　吃梦，原来是自己的使命啊！
　　可是……

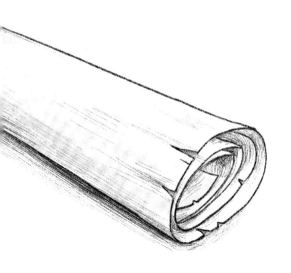

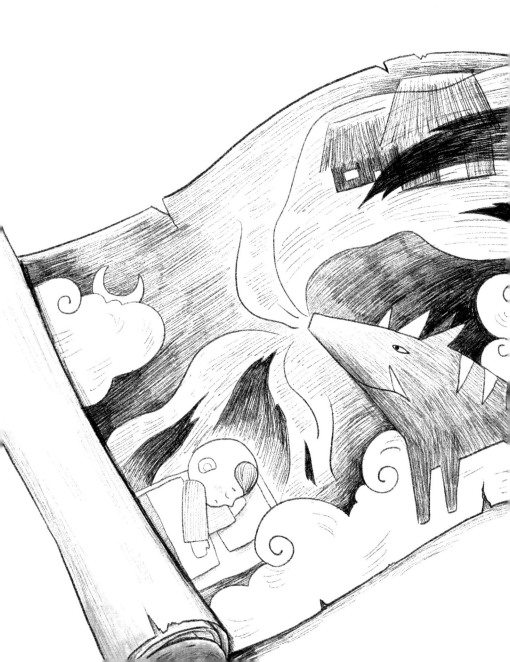

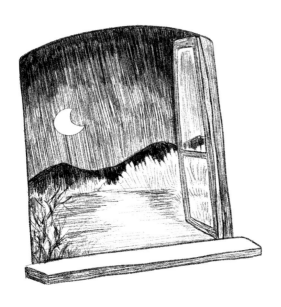

　　紧张的生活和不好的习惯让很多人每天晚上都做很多很多的梦。

　　多到自己都吃不下，这该怎么办呢？

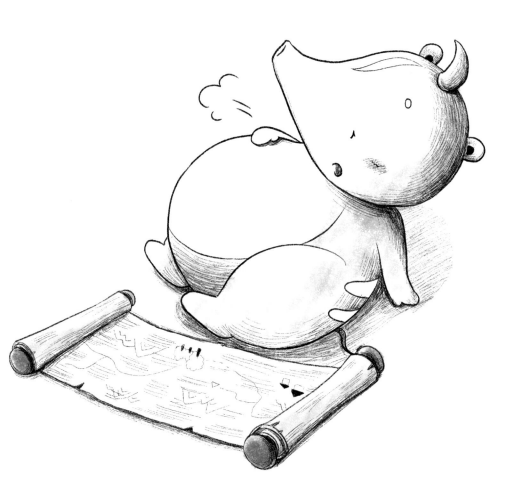

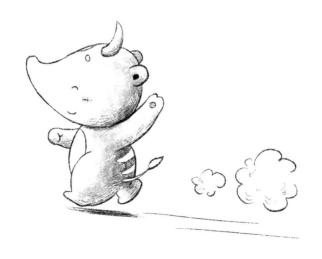

　　"你也许可以去找一些植物帮忙，有种会吃梦的树，它的果子能驱赶梦，它是……"

　　小伯奇真是太心急了，红狐狸还没说完，他就一溜烟儿的不见了踪影。

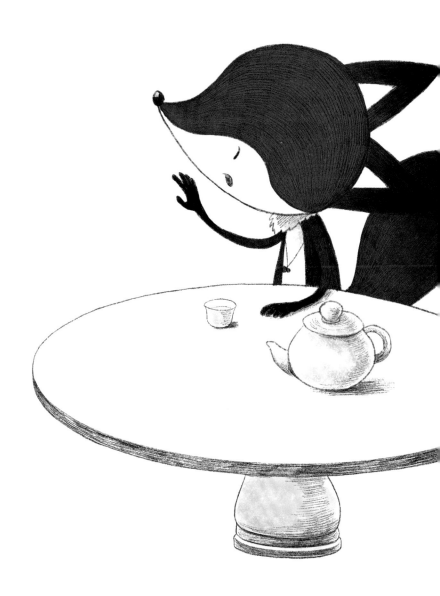

能赶走梦境的树，
一定是很高大的吧？

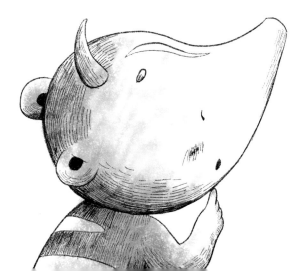

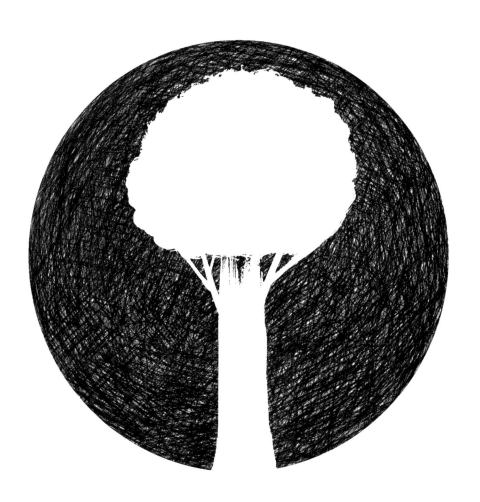

"你好核桃树，你的果子能帮我赶走梦境小妖怪吗？"

"你好小伯奇，我的果子是核桃，核桃仁能帮你赶走'吭哧吭哧'便秘小妖怪！"

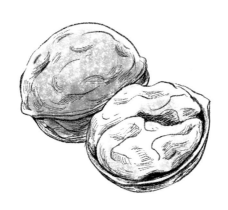

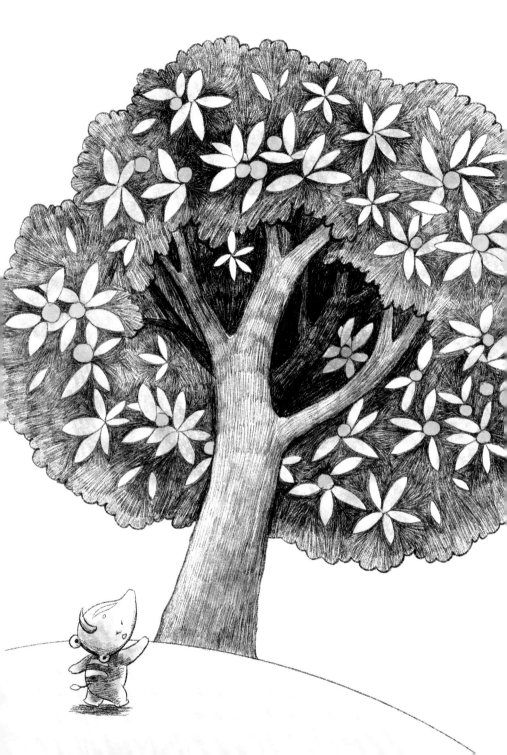

能赶走梦境的树，

叶子一定很别致吧？

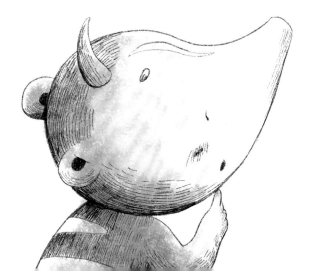

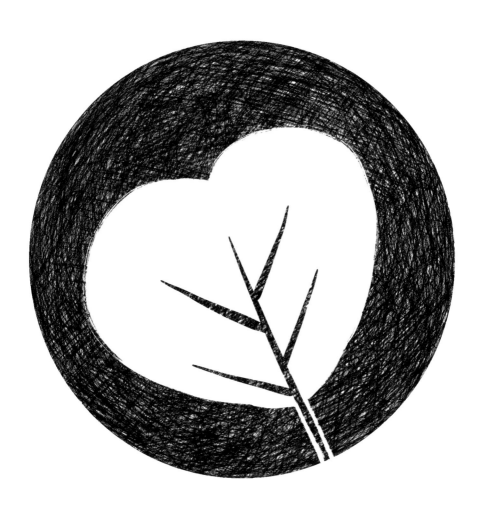

"你好银杏树，你的果子能帮我赶走梦境小妖怪吗？"

　　"你好小伯奇，我的果子是白果，它能帮你赶走'呼哧呼哧'气喘小妖怪！"

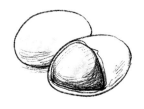

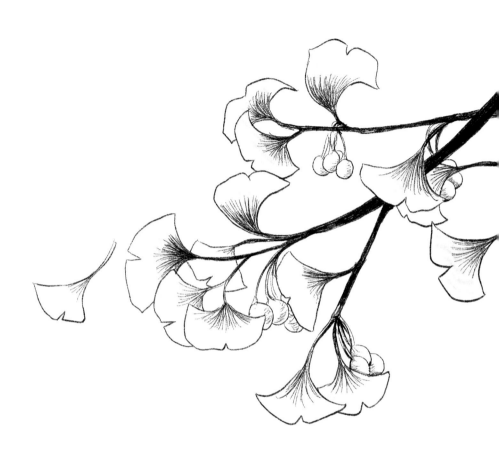
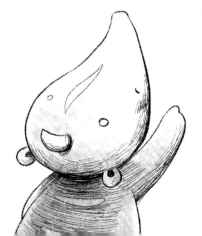

能赶走梦境的树，
花朵一定很漂亮吧？

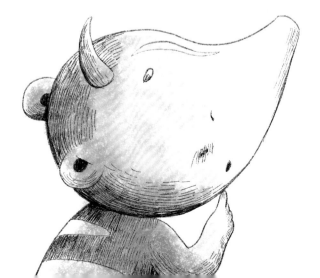

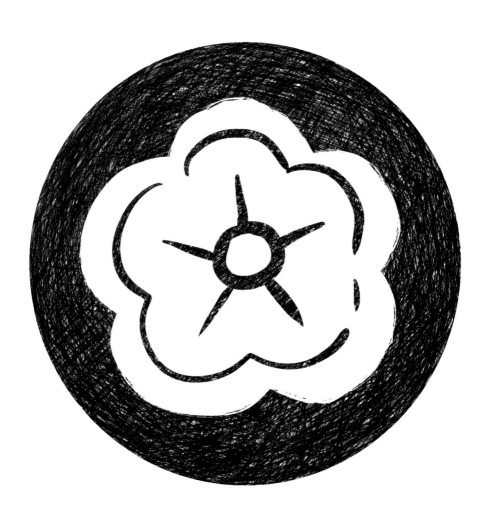

"你好小桃树，你的果子能帮我赶走梦境小妖怪吗？"

　　"你好小伯奇，我的果子是桃子，桃仁能帮你赶走'哎哟哎哟'瘀血小妖怪！"

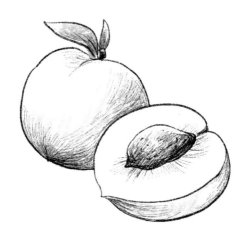

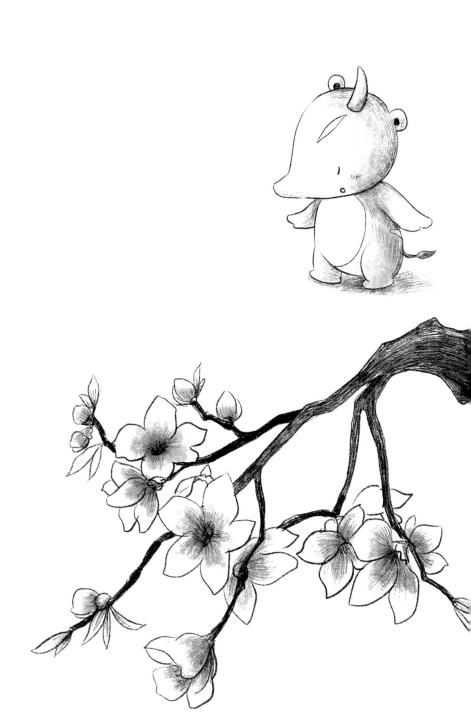

能赶走梦境的树，
果子一定很香甜吧？

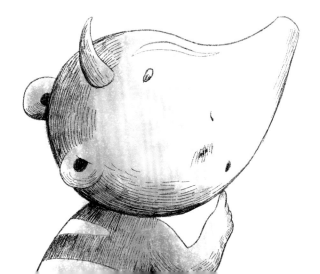

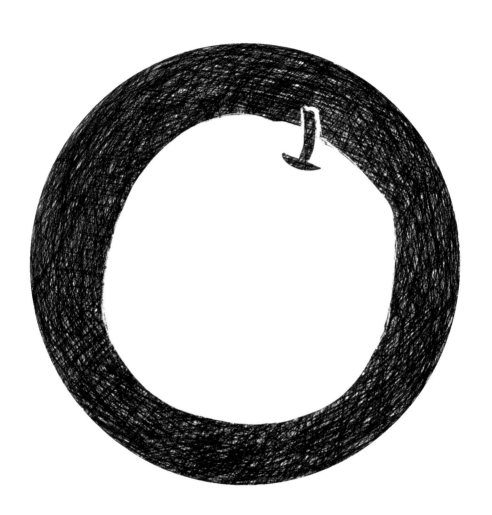

"你好大梨树，你的果子能帮我赶走梦境小妖怪吗？"

"你好小伯奇，我的果子是梨子，它能帮你赶走'咳咳渴渴'干燥小妖怪！"

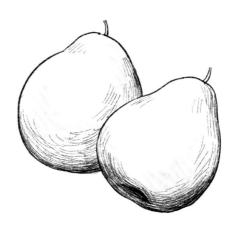

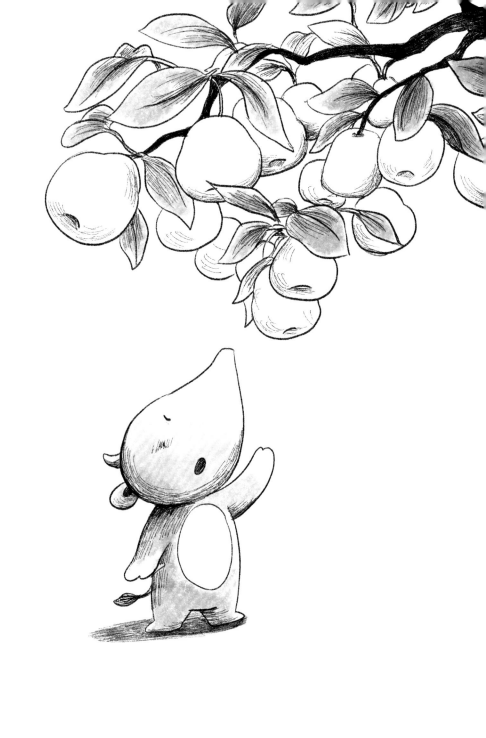

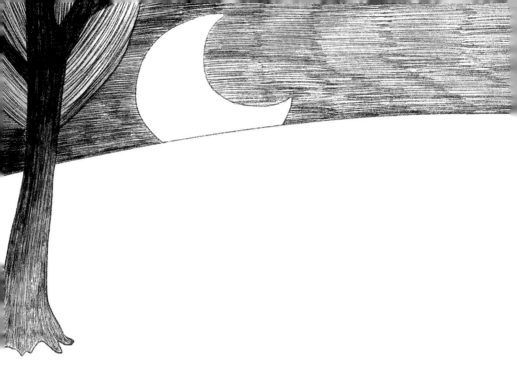

　　天已经完全黑了，小伯奇无精打采
地往回走。

　　谁是会吃梦的树呢？

　　要是当时听红狐狸说完就好了。

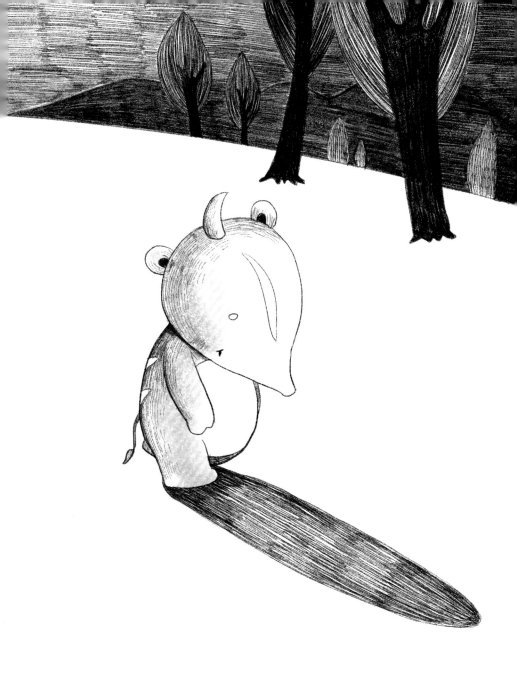

"哎哟，好疼！"

原来是丑丑的酸枣树啊！

它没有高大的身躯，没有宽阔的臂膀，没有漂亮的叶子，没有鲜艳的花朵，也没有香甜的果实，只能给人做篱笆，真可怜。

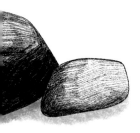

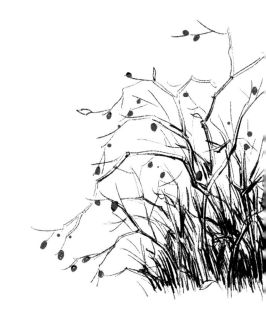

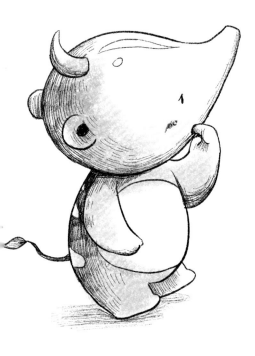

"小伯奇，你为什么叹气呢？"酸
枣树问。

　　"马上入夜了，我还没有找到会吃
梦的树呢！"

　　"吃梦？我就可以呀！

　　我的果子是酸枣，梦境小妖怪们最
怕酸枣仁的味道啦！"

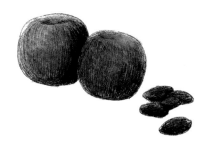

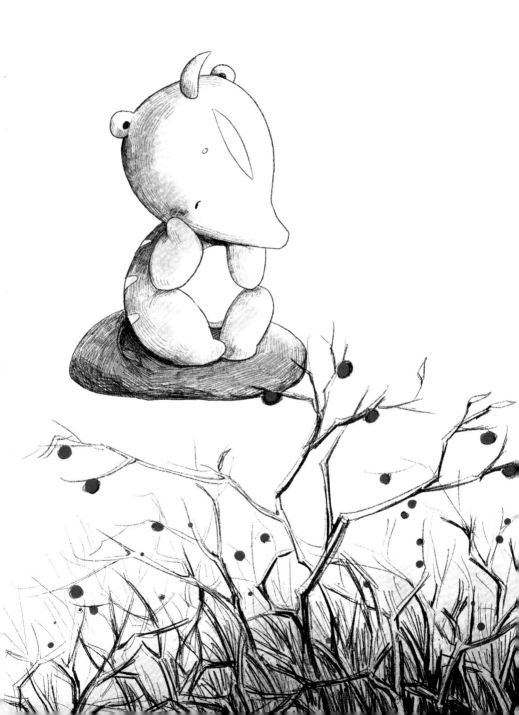

"养心安神，梦境退散！"

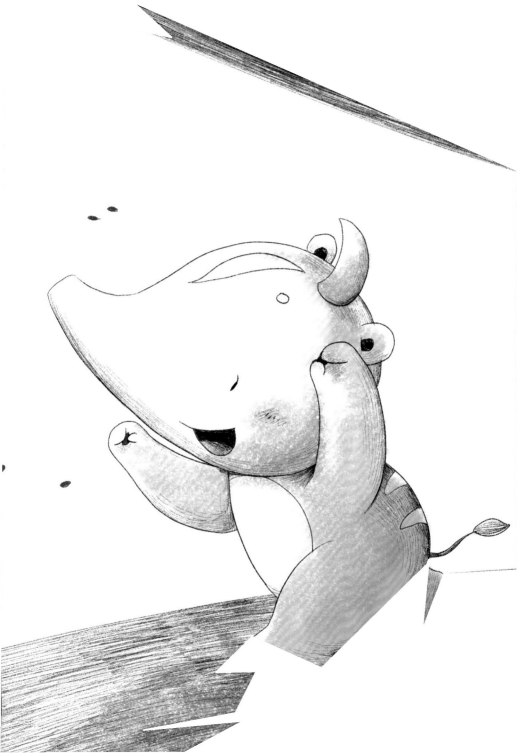

图书在版编目（CIP）数据

红狐狸和会吃梦的树 / 书小言文；涂末末绘 . —
北京：中国中医药出版社，2023.6
（中华优秀传统文化中医药知识启蒙系列儿童绘本）
ISBN 978-7-5132-8116-4

Ⅰ.①红… Ⅱ.①书… ②涂… Ⅲ.①儿童故事—图
画故事—中国—当代 Ⅳ.① I287.8

中国国家版本馆 CIP 数据核字（2023）第 058971 号

中国中医药出版社出版

北京经济技术开发区科创十三街 31 号院二区 8 号楼
邮政编码 100176
传真 010-64405721
鑫艺佳利（天津）印刷有限公司印刷
各地新华书店经销

开本 880×1230 1/32 印张 1 字数 20 千字
2023 年 6 月第 1 版 2023 年 6 月第 1 次印刷
书号 ISBN 978-7-5132-8116-4

定价 19.90 元
网址 www.cptcm.com

服 务 热 线 010-64405510
购 书 热 线 010-89535836
维 权 打 假 010-64405753

微信服务号 **zgzyycbs**
微商城网址 **https://kdt.im/LIdUGr**
官 方 微 博 **http://e.weibo.com/cptcm**
天猫旗舰店网址 **https://zgzyycbs.tmall.com**

如有印装质量问题请与本社出版部联系（010-64405510）
版权专有 侵权必究

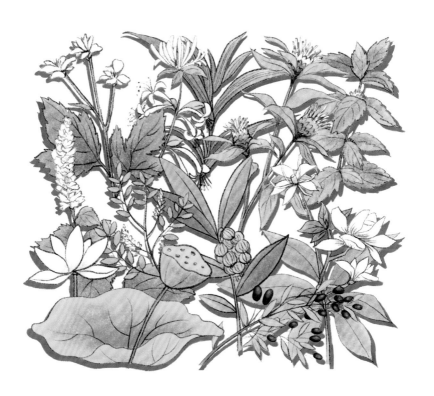